BEI GRIN MACHT SICH IHR WISSEN BEZAHLT

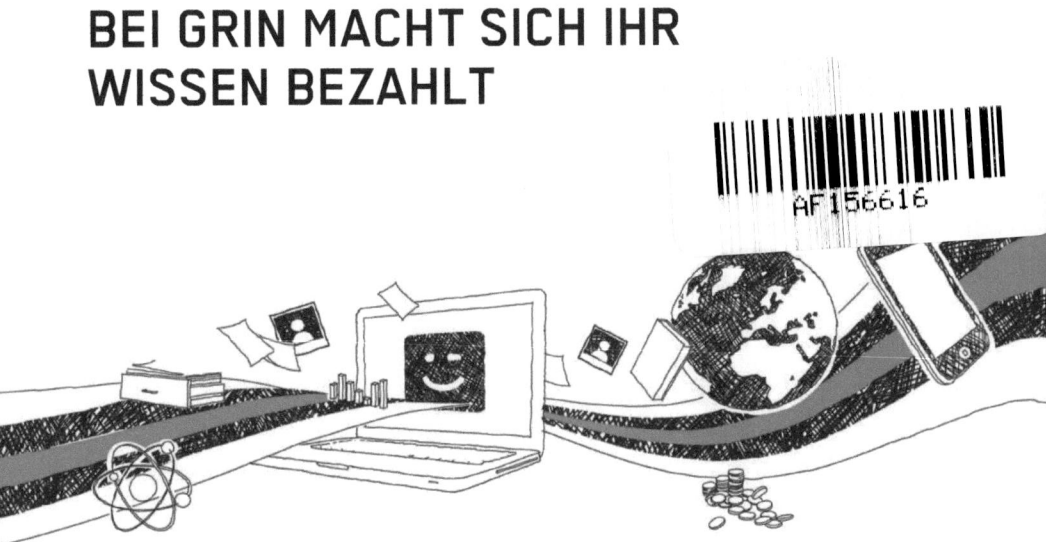

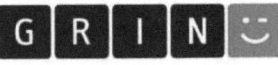

Künstliche Intelligenz in der Pflege. Eine Nutzenanalyse von intelligenten Pflegerobotern

Tobias Heinrich

GRIN

Bibliografische Information der Deutschen Nationalbibliothek:

Die Deutsche Nationalbibliothek verzeichnet diese Publikation in der Deutschen Nationalbibliografie; detaillierte bibliografische Daten sind im Internet über http://dnb.d-nb.de abrufbar.

ISBN: 9783346233257
Dieses Buch ist auch als E-Book erhältlich.

© GRIN Publishing GmbH
Nymphenburger Straße 86
80636 München

Druck und Bindung: Books on Demand GmbH, Norderstedt Germany
Gedruckt auf säurefreiem Papier aus verantwortungsvollen Quellen

Das Buch bei GRIN: https://www.grin.com/document/910965

KI IN DER PFLEGE
- EINE NUTZENANALYSE VON
INTELLIGENTEN PFLEGEROBOTERN

Seminararbeit im Rahmen des Seminars Wirtschaftsinformatik 2

Thema Nr. 3: Nutzenanalyse von Künstlicher Intelligenz

vorgelegt am Betriebswirtschaftlichen Institut der Universität Stuttgart, Abteilung VIII,
Lehrstuhl für Wirtschaftsinformatik 2

von Tobias Heinrich

Inhaltsverzeichnis

Abkürzungsverzeichnis

Abbildungsverzeichnis

1. Einführung

1.1 Problemstellung und Relevanz

Künstliche Intelligenz hat sich in den vergangenen Jahren zunehmend als Trendthema in Forschung und Praxis etabliert. Die Einsatzmöglichkeiten der korrespondierenden Technologien scheinen in beinahe jedem Lebensbereich angekommen zu sein. Gartner geht in seiner 2018 vorgestellten Studie zu aufkommenden Technologien sogar von einem Trend zur „Democratized AI"[1] aus, welcher eine umfangreiche Verfügbarkeit von KI-Anwendungen für die breite Masse impliziert. Die von der deutschen Bundesregierung beschlossene, bis 2025 drei Milliarden Euro umfassende Strategie für die Transformation hin zu einem führenden KI-Standort, untermauert ebenfalls die Relevanz der angesprochenen Thematik.[2] Äquivalente zur Förderung von KI wurden in den Jahren 2017 und 2018 zudem in mehr als 25 Staaten beschlossen oder angekündigt.[3]

Der stetige Aufstieg von diversen Technologien, wie KI-PaaS oder Smarten Robotern, in Richtung des sogenannten „Peak of Inflated Expectations" bekräftigt zwar den Status der KI als Trendthema, unterstellt diesen bei zugrundeliegenden überhöhten Erwartungen jedoch simultan ein (noch) fehlendes Level an produktiver Nutzbarkeit.[4] Folglich ist, trotz der ubiquitären Präsenz von entsprechenden Anwendungen, der scheinbar induzierte Nutzen für die entsprechenden Anspruchsgruppen zum Status Quo noch nicht endgültig verifiziert.

Eine Branche, welche in den kommenden Jahren starke Investitionen in intelligente Anwendungen vornehmen möchte, ist die Gesundheits- und Pflegebranche.[5] Hierdurch soll der Umsatz durch KI bis zum Jahr 2025 auf über 36 Milliarden US-Dollar steigen.[6] Ein exemplarischer Einflussfaktor stellt der demographische Wandel und die Überalterung der Gesellschaft dar, wodurch eine steigende Notwendigkeit von Pflege- und Gesundheitsdienstleistungen zu erwarten ist.

Ein prominenter Vertreter dieser Technologien in der Gesundheitsbranche stellt der Pflegeroboter dar. Obwohl die Digitalisierung bereits eine tragende Rolle in der Gesellschaft übernommen hat, ist im Hinblick auf pflegende, intelligente Roboter noch keine flächendeckende Akzeptanz zu beobachten. So gefällt einer Umfrage aus dem Jahr

---

[1] Panetta (2018), URL siehe Literaturverzeichnis
[2] Vgl. Bundesregierung Deutschland (2018), S. 6
[3] Vgl. Reimer und Wegener (2018), S. 599
[4] Vgl. Vaske (2019), URL siehe Literaturverzeichnis
[5] Vgl. Lernende Systeme (2019), S.6
[6] Handelsblatt u.a., zitiert nach de.statista.com (2019)

2017 zufolge ausschließlich 21% der Befragten ein vernetzter Pflegeroboter.[7] Darüber hinaus beträgt die Bereitschaft, sich bei der Notwendigkeit einer häuslichen Hilfe von einem Roboter versorgen zu lassen, nur 40%.[8] Somit stellt sich die Frage, ob der Nutzen der Pflegeroboter bereits ausreicht, um die spezifischen Anforderungen der Pflegepatienten zu befriedigen und perspektivisch die Akzeptanz dieser Technologie zu erhöhen.

1.2 Zielsetzung

Im Rahmen der vorliegenden Arbeit soll eine qualitativ-orientierte Nutzenanalyse der KI-Technologie Pflegeroboter anhand der spezifischen Stakeholder-Gruppe Pflegepatient zum Status Quo erarbeitet werden. Das Ziel der Arbeit adressiert somit primär die Forschungsfrage: *Welchen Nutzen können Pflegepatienten aus dem Einsatz von intelligenten Pflegerobotern ziehen?*

Hierfür sollen zunächst die Kundenanforderungen der Patienten im Kontext der Inanspruchnahme von Pflegeleistungen erarbeitet werden und den funktionalen und nicht-funktionalen Eigenschaften von smarten Pflegerobotern gegenübergestellt werden, wodurch folgende Sub-Fragen zu beantworten sind: *Welche Anforderungen stellen Pflegepatienten an die Pflege per se? Welche funktionalen und nicht-funktionalen Eigenschaften besitzen intelligente Pflegeroboter?* Auf der Grundlage der Nutzenbewertung, welche durch den oben dargestellten Vergleich generiert wird, soll ein potenzieller Lösungsraum für innovative Geschäftsmodelle skizziert werden.

1.3 Aufbau der Arbeit

Zu Beginn der Arbeit wird die Problemstellung und Zielsetzung der Arbeit aufgezeigt. Im zweiten Kapitel wird anschließend eine theoretische Grundlage in den Bereichen der KI, insbesondere im Gesundheitswesen, und der Value Proposition gebildet. Den Hauptteil der Arbeit bildet Kapitel 3 in Form einer Nutzenanalyse. Diese untergliedert sich in die Erarbeitung der Anforderungen von Pflegepatienten und den Eigenschaften der intelligenten Pflegerobotern. Anschließend werden diese primär argumentativ verglichen und die erzielten Ergebnisse diskutiert. Darauf aufbauend wird ein Lösungsraum für innovative Geschäftsmodelle skizziert. Den Abschluss dieser Arbeit bildet das Fazit, in welchem wesentliche Inhalte zusammengefasst, offener Forschungsbedarf aufgezeigt und die Beantwortung der Forschungsfrage adressiert werden.

---

[7] Gadeib, zitiert nach de.statista.com (2017)
[8] Kantar, zitiert nach de.statista.com(2019a)

2

2. Theoretische Grundlagen

2.1 Künstliche Intelligenz

2.1.1 Definition und Abgrenzung

Bevor der eigentliche Begriff der künstlichen Intelligenz auf einer Konferenz am Dartmouth College im Jahr 1956 um John McCarthy konstituiert wurde, hat Alan Turing bereits sechs Jahre zuvor mithilfe des eigens entwickelten Turing-Tests versucht, eine Definition von Intelligenz zu erarbeiten. Ein Computer absolvierte den Test erfolgreich, insofern die auf schriftliche Fragen returnierten Antworten von dem Computer und einem Menschen nicht eindeutig den jeweiligen Akteuren zugeordnet werden konnten.[9]

Heutzutage gibt es eine Vielzahl von Definitionen der KI, was an der Größe des Forschungsgebiets und der schwierigen Einordnung des Begriffs Intelligenz liegt.

Wichtig für das Verständnis von KI ist die Unterscheidung in starke und schwache KI. Starke KI bezeichnet die Nachahmung des menschlichen Verhaltens, insbesondere des Bewusstseins. Als umfassender und technisch umsetzbar gilt die schwache KI, welche Algorithmen für die Lösung konkreter Anwendungsprobleme abbildet.[10]

Häufig wird unter KI deshalb „der Zweig der Informatik [verstanden], welcher sich mit der Automation intelligenten Verhaltens befasst"[11]. Chowdhary bezeichnet Intelligenz als Summe der Teile Wahrnehmung, Analyse und Reaktion und führt weiter aus, dass für eine Eingrenzung der Intelligenz diverse Fragen beantwortet werden müssen. Diese adressieren unter anderem die Quellen der Intelligenz, ob diese vererbt oder erlernt werden muss sowie die Notwendigkeit des Zusammenspiels verschiedener Komponenten zur Erzeugung von Intelligenz.[12] Der Grad der Intelligenz lässt sich zudem anhand der Kriterien „Grad der Selbstständigkeit", „Komplexität des zu lösenden Problems" und „Effizienz des Problemlösungsverfahrens" distinguieren.[13]

Im Rahmen der eingeführten Definition konsolidieren sich unter KI verschiedene, inhärente Technologien, welche Kreutzer und Sirrenberg unter den Leistungsbereichen Neuronale Netze, Maschinelles Lernen und Deep Learning subsumieren.[14] Diese bilden und unterstützen die derzeitige KI-Generation der Lernenden Systeme. Betrachtet man im nächsten Schritt zukünftige, visionäre KI-Generationen, so soll zusätzlich

---

[9] Vgl. Russel und Norvig (2012), S. 23ff.
[10] Vgl. Buxmann und Schmidt (2019), S.6
[11] Chowdhary (2020), S.1
[12] Vgl. Chowdhary (2020), S.1f.
[13] Mainzer (2019), S. 2
[14] Vgl. Kreutzer und Sirrenberg (2019), S.4

„abstraktes Wissen, Erklärbarkeit [und der] Transfer von Erlerntem"[15] miteinbezogen werden.

2.1.2 Künstliche Intelligenz in der Gesundheitsbranche

Ein großer Wachstumstreiber und Investor für die Entwicklung von Anwendungen der künstlichen Intelligenz ist die Gesundheitsbranche.[16] Zukünftige Entwicklungen in diesem Themenkomplex haben das Potenzial, die Art und Weise sowie Qualität der Prävention, Diagnose und Verbesserung von Gesundheitszuständen fundamental zu verändern. Zudem soll durch den Einsatz von KI die Informationsgenerierung und die Interaktion mit Patienten und Angehörigen revolutioniert werden.[17] Eine mögliche Begründung für das stark ausgeprägte Anwendungsfeld ist nicht nur der Nutzen der potenziellen Verbesserung von Gesundheitszuständen, sondern auch das geeignete Milieu für die Entwicklung der Technologien. Stark steigende Datenmengen, generiert bspw. durch Wearables, sowie die Komplexität und Variabilität an verschiedenen Phänomenen macht den Gesundheitssektor zu einem unbegrenzten Anwendungsfeld für Anwendungen der KI.[18]

Kreutzer und Sirrenberg ordnen diese Anwendungen vier unterschiedlichen Einsatzfeldern, nämlich den Diagnostikunterstützenden, Diagnostikersetzenden, Therapieunterstützenden und Therapieersetzenden Anwendungen", zu.

Ein Anwendungsbeispiel im Bereich der Diagnostikunterstützung ist bspw. „Watson for Oncology", welches Ärzte bei der Krebserkennung unterstützen soll. Die Transformationen hin zum Diagnostikersatz wird jedoch noch Zeit benötigen, da die Zusammenarbeit von Mensch und Maschine bis dato signifikant höhere Erfolgsquoten aufweisen kann.[19] Betrachtet man therapieorientierte Anwendungen, fällt der Blick rasch auf den Bereich der Pflege. Neben den, wie in Abb. 2 dargestellten, rein motorisch unterstützenden Pflege-Robotern, demgemäß programmierbaren Automaten zur Ausführung mechanischer Abläufe, gibt es auch zahlreiche Forschungsprojekte hinsichtlich intelligenter Roboter. Basierend auf lernenden und smarten Systemen beinhalten diese komplementäre

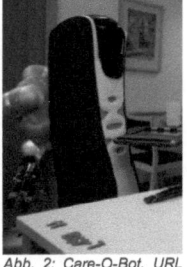
Abb. 2: Care-O-Bot, URL siehe Literatur-verzeichnis

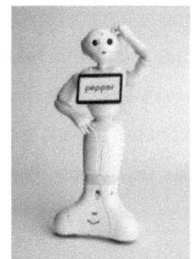
Abb. 1: Pepper, URL siehe Literaturverzeichnis

---

[15] Hecker u.a. (2017) S. 6
[16] Vgl. Buxmann und Schmidt (2019), S. 81
[17] Vgl. Garbuio und Lin (2019), S. 59f.
[18] Vgl. Villani und Rondepierri (2020), S. 1
[19] Vgl. Kreutzer und Sirrenberg (2019), S. 186

Funktionen, wie die Analyse von menschlicher Mimik und Gestik. Ein prominentes Forschungsbeispiel namens „Pepper" ist in Abb. 1 dargestellt.[20]

2.2 Value Proposition und QFD

Anspruchsvolle Anwendungen der KI sind in der Praxis kein Selbstzweck, sie sollten ausgehend von konkreten Problemstellungen erarbeitet und optimal auf den spezifischen Anwendungskontext respektive Kunden ausgerichtet sein.[21] Ein Baustein eines Geschäftsmodell, welches diese Thematik adressiert, ist die sogenannte Value Proposition. Diese bezeichnet „das Versprechen des Unternehmens, welchen Nutzen das Unternehmen seinen Kunden anbietet"[22] und wird primär durch das Produkt, jedoch sekundär auch durch die anderen Elemente des Geschäftsmodells generiert. Ein potenzieller Kunde entscheidet sich folglich für den Kauf eines Produkts, wenn das entsprechende Nutzenversprechen seine spezifischen Bedürfnisse und Anforderungen in angemessenem Umfang befriedigen kann.[23]

Kennt man die spezifischen Nutzeranforderungen, sollte folglich überprüft werden, wie das Produkt oder die Dienstleistung diese abbilden kann. Eine hierfür geeignete Methodik stellt das 1966 entwickelte Quality Function Deployment (QFD) bereit.[24]

ISO 16355 definiert QFD als „method to assure customer or stakeholder satisfaction and value with new and existing products by designing in, from different levels and different perspectives, the requirements that are most important to the customer or stakeholder"[25]. QFD unterscheidet zwischen den Kundenanforderungen, korrespondierend mit dem Kundennutzen, und den Produktanforderungen, welche in funktionale (Produktfunktionen) und nicht-funktionale (Qualitätselemente) Anforderungen untergliedert werden. Herzwurm u.a. definiert Produktfunktionen als „functional, often not easily measurable characteristic of the product, independent of implementation, generating a perceivable output"[26], wohingegen Qualitätselemente messbare Fähigkeiten eines Produkts darstellen, welche in Verbindung zu Produktfunktionen stehen. Das wohl bekannteste Instrument von QFD ist das House of Quality, welches die Elemente der erwähnten Bereiche gegenüberstellt und u.a. offenlegt, welche Kundenanforderungen von welchen Produkteigenschaften abgedeckt werden.[27]

---

[20] Vgl. Lernende Systeme (2019), S.13
[21] Vgl. Scheer (2020), S.68f.
[22] Stähler (2014), S. 118
[23] Vgl. Stähler (2014), S.118f. und Hänecke und Laukamp (2006), S. 146
[24] Vgl. Petrovic und Kittl (2003), S. 3
[25] ISO 16355-1 (2015), S. 7
[26] Herzwurm u.a. (2016), S. 4
[27] Vgl. QFD Institut e.V. (2019), S. 15ff. und Petrovic und Kittl (2003), S. 3

3. Nutzenanalyse von intelligenten Pflegerobotern

3.1 Forschungsmethodik

Um den Nutzen von intelligenten Pflegerobotern für Pflegepatienten adäquat analysieren zu können, sollen zunächst die beiden Kernkomponenten näher betrachtet werden. Die gewählte Vorgehensweise wird an das eingangs erwähnte QFD angelehnt. Zunächst werden Anforderungen von Pflegepatienten an die Pflege erarbeitet. Hierfür ist die Berücksichtigung der Stimme und Situation der Pflegepatienten notwendig. Die Einordnung der Anforderungen wird stark an die Bedürfnis-Pyramide nach Maslow angelehnt. Anschließend werden die funktionalen und nicht-funktionalen Eigenschaften von intelligenten Pflegerobotern analysiert und den entsprechenden Anforderungen gegenübergestellt. Die Gegenüberstellung soll auf hybrider Basis erfolgen, d.h. mit dem Fokus der qualitativen Argumentation als auch der anschließenden Quantifizierung in Form eines reduzierten HoQ, wodurch befriedigte und nicht abgedeckte Nutzenaspekte offengelegt werden sollen. Darauf aufbauend sollen innovative Geschäftsmodelle im Kontext der Pflegerobotik erarbeitet werden.

3.2 Anforderungen von Pflegepatienten an die Pflegeleistung

Trotz der Existenz diverser Arten und Ausprägungsgrade von Pflegepatienten, sollen diese im Folgenden in allgemeingültiger Ausprägung und abstrahiert betrachtet werden. Basierend auf den von Maslow definierten Bedürfniskategorien sollen die korrespondierenden Anforderungen der Pflegepatienten erarbeitet werden, welche wichtige Areale abdecken sollen, jedoch keinen Anspruch auf Vollständigkeit stellen:

Physiologische Grundbedürfnisse

Basierend auf den physiologischen Grundbedürfnissen lassen sich wichtige unterstützungsorientierte Anforderungen ausmachen. Hierzu gehören die Unterstützung bei der Körperpflege, Aufnahme von Essen und Trinken und die Zubereitung der Speisen, welche bspw. aufgrund eingeschränkter motorischer Fähigkeiten notwendig wird. Der Einkauf von Lebensmitteln und wichtigen Produkten gehört ebenso wie die Aufrechterhaltung einer Grund-Mobilität, sich u.a. widerspiegelnd in der Erreichbarkeit von Arztbesuchen, zu den primären Anforderungen von Pflegepatienten. Sauberkeit und Hygiene sollten während der Pflegeleistung zudem gewährleistet werden. [28]

Sicherheitsbedürfnisse

Ferner wünschen sich Pflegepatienten Geborgenheit, welche u.a. anhand der Achtung

---

[28] Vgl. TNS Infratest, zitiert nach de. Statista.com (2016) und Institut für Demoskopie Allensbach (2009), S. 14ff. und Jeřábek (2013), S. 156

der Intimsphäre und einer adäquaten medizinischen und krankenpflegerischen Versorgung gewährleistet werden soll. Die Erinnerung und Hilfe bei der Tablettenaufnahme und die Unterstützung in Notfall-Situationen sind ebenfalls inhärente Bestandteile zur Gewährleistung der Sicherheitsbedürfnisse. Ein gefahrenvermeidendes Verhalten des Pflegers gilt als weitere Grundvoraussetzungen.[29]

Soziale Bedürfnisse

Wichtige Anforderungen hinsichtlich der Pflegepatienten stellen die betroffenen Patienten zudem im sozialen Kontext. Die soziale Nähe, sowohl in Form von Unterhaltungen, gemeinsamen Aktivitäten als auch dem reinen Informationsaustausch sind hierbei wichtige Element. Neben diesen kognitiven Anforderungen sei es zudem wünschenswert, wenn pflegende Individuen die Emotionen und Wünsche der Pflegepatienten erkennen und adäquat auf diese reagieren können.[30]

Bedürfnis nach Wertschätzung

Im Rahmen der Wertschätzung wünschen sich Pflegepatienten einen respektvollen und freundlichen Umgang. Komplimente und kleinere Aufmerksamkeiten sind zudem gerne gesehene Handlungen seitens der Pflegepatienten.[31]

Bedürfnis nach Selbstverwirklichung

Um sich selbst zu verwirklichen, stellen Pflegepatienten Anforderungen daran, Tätigkeiten weitestmöglich selbst auszuführen und den Tagesablauf selbstständig zu gestalten. Eine benötigte Hilfe soll ausschließlich angeboten werden, wenn eine Notwendigkeit erkannt wird. Zudem soll die pflegebezogene Last für die Angehörigen minimiert werden.[32]

3.3 Eigenschaften von intelligenten Pflegerobotern

Die im Folgenden aufgeführten Funktionen subsumieren sich aus Funktionalitäten verschiedener Pflegeroboter und lassen sich nicht auf einen spezifischen Typ reduzieren.

Funktionale Eigenschaften (Produktfunktionen)

Moderne Pflegeroboter besitzen bereits verschiedene motorische Fähigkeiten, umgesetzt bspw. in Form von Roboterarmen und -beinen, wodurch Transport-, Greif- und Stützfunktionen ermöglicht werden. Zudem sind sie mit zahlreichen Sensoren und Navigations- und Lokalisationsalgorithmen ausgestattet. Hierdurch können Oberflächen

---

[29] Vgl. Institut für Demoskopie Allensbach (2009), S. 14ff. und Ekert und Ekert (2010), S. 154f.
[30] Vgl. Institut für Demokopie Allensbach (2009), S. 14ff.
[31] Vgl. Institut für Demokopie Allensbach (2009), S. 14ff.
[32] Vgl. Promedica Plus, URL siehe Literaturverzeichnis (2020)

und Körpern sowie diverse Vitalwerte analysiert werden.[33] Gekoppelt mit intelligenten Maschine Learning Algorithmen können darüber hinaus Funktionalitäten hinsichtlich der Erkennung von menschlicher Sprache und Emotionen sowie der Identifikation einfacher, medizinischer Anomalien bereitgestellt werden. Reagieren können intelligente Pflegeroboter anschließend durch eigene Sprachfunktionen sowie Gestik und Mimik. Durch erlernte Verhaltensprotokolle kulminieren diese Fähigkeiten gar in Gesangs- und Tanzfunktionen sowie der Unterstützung von Gehirn Jogging.[34]

Durch die Implementierung diverser Kommunikations- und Informationstechnologien besteht nicht nur die Möglichkeit der Interaktion mit Ärzten und Angehörigen, sondern auch mit weiteren vernetzten Geräten und Systemen wie Kaffeemaschinen oder Lieferanten. Die Weitergabe von tagesaktuellen Informationen des täglichen Lebens und Nachrichten kann hierdurch auch abgedeckt werden. Die sichere Aufbewahrung von Getränken, Speisen und Medikamenten ist neben der Dokumentation, Erinnerung zur Aufnahme und Bereitstellung dieser ebenfalls möglich. [35]

<u>Nicht-Funktionale Eigenschaften (Qualitätsmerkmale)</u>

Pflegeroboter zeichnen sich durch eine Erreichbarkeit, abhängig von der Ladezeiten der Batterien, von nahezu 100% aus. Darüber hinaus sind faktisch keine Abweichungen in der Qualität von repetitiven Servicefunktionen vorhanden, jedoch ist die konkrete Zuverlässigkeit abhängig von der Komplexität des zu lösenden Problems. In modernen Systemen bestehen zudem nur marginale Latenzen, häufig unter einer Sekunde, zwischen Datenerfassung, Verarbeitung und Reaktion. Die Benutzbarkeit der intelligenten Roboter ist in den vergangenen Jahren durch die fortschrittliche Spracherkennung stark gestiegen, die Sauberkeit und Keimfreiheit kann zudem gewährleistet werden. Neue und unbekannte Befehle können vom System ebenso erlernt werden, wie die Interaktion mit diversen Schnittstellen. Die Portabilität im übertragenden Sinn ist ebenfalls gewährleistet, da sich intelligente Roboter durch die Sensortechnik und lernenden Algorithmen auf neue Umgebungen einstellen können und unterschiedliche Situationen analysieren und darauf reagieren können. Verschiedenste Sprachen und die Erweiterung von Sensoren sind in diesem Kontext ebenso umsetzbar.[36]

---

[33] Vgl. Allaban u.a. (2020), S. 6 und Fraunhofer IPA (2020), URL siehe Literaturverzeichnis
[34] Vgl. Goher u.a. (2017), S. 3f. und Broadbent u.a. (2015), S. 25
[35] Vgl. SoftBank Robotics (2020), URL siehe Literaturverzeichnis und Goher u.a. (2017), S. 3f. und Janowski u.a. (2018), S. 64
[36] Vgl. Bendel (2020), URL siehe Literaturverzeichnis und Hemminghaus und Kopp (2017), S. 333

3.4 Vergleich von Kundenanforderungen und Produkteigenschaften

Basierend auf dem Vergleich der Anforderungen der Pflegepatienten und der Eigenschaften der intelligenten Pflegeroboter, welcher in detaillierter Ausführung in Anhang 1 angehängt ist, lassen sich verschiedene Rückschlüsse auf die Deckung der Anforderungen ziehen. Physiologisch-bezogene Anforderungen, wie die Unterstützung bei der Essensaufnahme und die Körperpflege können gut durch die Kombination der umfangreichen Sensorik und den motorischen Fähigkeiten abgedeckt werden. Verbunden mit Navigationsalgorithmen ist zudem nicht nur die Mobilitätsunterstützung möglich, sondern auch das Navigieren des Betroffenen in für ihn ungewohnte Umgebungen. Durch die Möglichkeit der Interaktion mit Haushaltsgeräten und Lebensmittellieferanten (z.B. Lieferando oder REWE Go) ist zudem eine adäquate Versorgung von Lebensmitteln und die Reinhaltung der Lebensräume gewährleistet. Ebenso sind eine grundsätzliche Sauberkeit und geringe Keimbelastung der Pflegeroboter bei richtiger Anwendung sichergestellt.

Betrachtet man sicherheits-bezogene Anforderungen, wie die Unterstützung in Notfallsituationen oder der medizinischen Versorgung, fällt auf, dass insbesondere unterstützende Tätigkeiten ausgeführt werden können. Durch die Analyse der Vitalwerte können zwar bspw. Rückschlüsse auf etwaige Anomalien gezogen werden, für die finale Behandlung wird jedoch eine dafür ausgebildete Person benötigt, welche zwar kontaktiert, aber nicht ersetzt werden kann. Unterstützend helfen hier dennoch v.a. motorische Fähigkeiten, die Bereitstellung von Informationen und Interaktion mit medizinischen Ansprechpersonen, da situationsabhängig durch spezifische Ratschläge und Verhaltensweisen bereits eine Eigenbehandlung oder die Hilfe durch den intelligenten Pflegeroboter ermöglicht wird (Bsp. Beruhigung bei Schlaganfall/Herzinfarkt, richtiges Verhalten bei Tablettenüberdosis/Einnahme von giftigen Substanzen etc.). In den Extremitäten der Roboter angebrachte Sensoren verhindern zudem zu starke und unkontrollierte Bewegungen, welche den zu behandelnden Menschen verletzten könnten.

Bezüglich der sozial-bezogenen Bedürfnissen ist anzumerken, dass die konkrete Befriedigung der Anforderungen stark von der Akzeptanz der zu pflegenden Person abhängig ist. Im Allgemeinen können durch innovative Spracherkennung und -fähigkeit triviale Unterhaltungen geführt und Informationen bereitgestellt werden. Mit der Hilfe von bspw. Tanzfunktionen und der Fähigkeit der Teilnahme und Bereitstellung von Spielen wird darüber hinaus eine Art des Entertainments geboten. Grundlegende Emotionen können durch intelligente Gesichtserkennungsalgorithmen ebenfalls erkannt werden und durch oben genannte Aktivitäten adressiert werden. Eine menschenähnliche Empathie oder Nähe gegenüber dem Pflegepatienten kann jedoch nicht erzielt werden. Wertschätzende Tätigkeiten, wie das Formulieren von Komplimenten oder das Zeigen von Aufmerksamkeiten (bspw. Bringen einer Rose), können durch Stimmungserkennung und die Fähigkeiten der Kommunikation zwar vollbracht werden, besitzen häufig jedoch einen rudimentären Charakter. Allerdings ist ein freundlicher und humorvoller Umgangston, im Gegensatz zu den in früheren Versionen enthaltenen kalten „Charakteren", heutzutage meist Standard.

Ein weiterer Vorteil der Pflegeroboter ist, dass durch die nahezu dauerhafte Erreichbarkeit der Tagesablauf der Patienten sehr individuell angepasst werden kann und es zu weniger zeitlichen und körperlichen Belastungen der Angehörigen kommt. Förderlich für jegliche Anforderungen ist zudem, dass die intelligenten Pflegeroboter lernfähig sind und dynamisch ihr Verhalten aufgrund vorheriger Erfahrungen anpassen können. Hierdurch werden nicht nur statisch vorprogrammierte Abläufe ausgeführt, sondern es wird auf sich ändernde konkrete Anforderungen der Patienten eingegangen.

3.5 Diskussion der Ergebnisse

Durch den zunehmenden Pflegenotstand müssen Innovationen im Pflegewesen initiiert werden. Es ist festzustellen, dass intelligente Pflegeroboter ähnliche Funktionalitäten wie menschliche Pflegekräfte aufweisen können. Ein zusätzlicher, direkter Nutzen kann dennoch nur in geringem Umfang generiert werden, insofern eine Pflegekraft für die persönliche Pflege zur Verfügung steht. Ein direkter Nutzen ist somit in erster Linie die Unterstützung der Pflegekräfte, bspw. bei schweren körperlichen Arbeiten. Verändert sich die Proportion zwischen Pflegekräften und -patienten in den kommenden Jahren jedoch stärker, so zählen Pflegeroboter als wertvolle Komplementär- oder Substitutionsprodukte. Betrachtet man Ihren exklusiven Einsatz, fällt auf, dass die in Anlage 1 dargestellten Nutzeneffekte zum Status Quo nur durch das Zusammenwirken mehrerer komplementärer Roboter(-typen) erzielt werden können. Eine autarke, Pfleger-unabhängige Versorgung von Essen ist nur durch das Interagieren und das Vorhandensein von vernetzten Küchengeräten und Lieferdiensten möglich. Die Qualität der Services ist zudem von der Komplexität der konkreten Anwendungssituation abhängig, da z.B. bei unpraktischen räumlichen Rahmenbedingungen oder unbekannten Anomalien keine adäquate Leistung vollbracht werden kann. Hier ist bisher häufig noch der menschliche Eingriff unerlässlich, da ansonsten die Gefahr von Anwendungsfehlern besteht. Unter anderem kann aufgrund der dauerhaften Erreichbarkeit allerdings von einer stark gesteigerten Autonomie der entsprechenden Patienten und

Entlastung von Angehörigen ausgegangen werden. Zusammen mit der sozialen Interaktion, welche in den vergangenen Jahren neue Möglichkeiten erschaffen hat, können so Depressionen gelindert und das positive Lebensgefühl gestärkt werden.

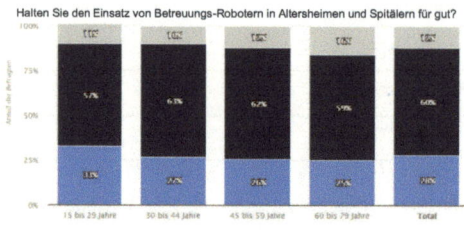

Abb. 3: Einschätzung Pflegeleistung durch Roboter nach Alter, URL siehe Literaturverzeichnis

Wie in Abb. 3 dargestellt ist, ist die Akzeptanz der Pflegeleistung und folglich der sozialen Nähe jedoch stark personenabhängig, wobei junge Patienten, aufgrund der stärkeren Berührungspunkte mit derartigen Technologien, tendenziell schneller hieraus einen Nutzengewinn erlangen[37]. Das Einfühlungsvermögen eines Menschen kann allerdings bei einer Vielzahl von Pflegepatienten in den kommenden Jahren nicht ersetzt werden. Ausschließlich körperlich eingeschränkte Pflegepatienten können jedoch stark von dem Einsatz der Pflegeroboter profitieren, da ihnen die Erfüllung physiologischer Bedürfnisse erleichtert werden und es weitreichende Nutzeneffekte durch die Möglichkeit der Interaktion geben kann. Ist ein Pflegepatient zusätzlich geistig und hinsichtlich der Kommunikation eingeschränkt, ist das Interpretationsvermögen einer Pflegekraft notwendig.

Anzustreben ist somit in naher Zukunft nicht das Ersetzen von Pflegekräften, sondern die zielführende Zusammenarbeit, wodurch sich menschliche Pfleger stärker auf ihre eigentliche Tätigkeit des menschennahen Pflegens fokussieren können. Zudem können Pflegeroboter in Zeiten der Abwesenheit der Pflegekraft als unterstützender Begleiter dienen und vermeiden, insb. relevant während der Covid-19-Pandemie, den Kontakt mit fremden Menschen, was zeitgleich zur Förderung der Privatsphäre führt.

Die Gefahr, in Zukunft als Konkurrent zum normalen Pfleger aufzutreten und den direkten menschlichen Kontakt folglich zu dezimieren, darf allerdings nicht außer Acht gelassen werden. Zudem stehen intelligente Pflegeroboter noch in einem frühen Stadium der Entwicklung, weshalb für eine ausgereifte Arbeit am Patienten noch umfassender Forschungsbedarf besteht. In diesem Zusammenhang nicht weiter thematisiert wurde, jedoch für die Implementierung der Roboter ebenfalls zu beachten ist, sind die Kosten der Einführung und Fragen hinsichtlich der rechtlichen Verantwortung.[38]

---

[37] Vgl. LINK Institut, zitiert nach de.statista.com (2018)
[38] Vgl. Kantar, zitiert nach de.statista.com (2019b)

4. Lösungsraum für innovative Geschäftsmodelle

Technologien der künstlichen Intelligenz besitzen häufig einen disruptiven Charakter und fungieren als „catalyst of business model innovation"[39]. Intelligente Pflegeroboter sind primär intendiert, um konkrete Pflegeleistungen zu übernehmen oder Pfleger bei diesen zu unterstützen. Durch das massive Datenvolumen, welches durch diverse Sensoren erfasst wird, können jedoch weiterführende Geschäftsmodelle adressiert werden. Aufgrund der nahezu dauerhaften Begleitung der Pflegepatienten können wertvolle Informationen über das tägliche Verhalten sowie deren Probleme und Herausforderungen hinsichtlich eines reibungslosen Tagesablaufes gesammelt werden. Mithilfe dieser Informationen können Beratungsleistungen für das senioren- und behindertengerechte Bauen erbracht werden. So können Konzepte erstellt und validiert werden, welche sich mit barrierefreien Wohnungen, geeigneten Einrichtungsmöglichkeiten und technischen Produkten zur Unterstützung des täglichen Lebens auseinandersetzen. Ziel ist u.a. die Steigerung der Lebensqualität der Pflegepatienten.[40]

Darüber hinaus können durch die Analyse der Vitalwerte und Emotionen Auswirkungen von veränderten Umweltbedingungen ausgewertet werden. Die Auswirkungen von regelmäßigem Lüften, Pflanzen in der Wohnung oder speziellen Licht- und Musikspektren auf die mentale und körperliche Gesundheit sowie Zufriedenheit der Pflegepatienten könnten so analysiert werden. Gesammelte Erkenntnisse können anschließend nicht nur in Form von hilfreichen Handlungsvorschlägen zurückgegeben werden, sondern durch die Kooperation mit Pflegeversicherungen könnten gesundheitsfördernde Verhalten durch den Einsatz von Rabattierungen honoriert werden. Im Rahmen eines derartigen Belohnungssystems können Vorteile für unterschiedliche Stakeholder erzielt werden, worunter reduzierte Mitgliederbeiträge, geringere Behandlungskosten und das Schaffen von Anreizen für einen gesünderen Lebensstil fallen könnten.

5. Fazit

KI wird in den folgenden Jahren in der Gesundheits- und Pflegebranche zu starken Veränderungen führen. Die diversen Anforderungen der Pflegepatienten, welche anhand Maslows Bedürfnispyramide eingeordnet werden können und von den physiologischen bis zu den Selbstverwirklichungsbedürfnissen reichen, können in Zukunft nicht mehr vollumfänglich von menschlichen Pflegekräften gedeckt werden. Das Anwendungsfeld der Pflegeroboter wird deshalb in zahlreichen Forschungsprojekten

---

[39] Lee u.a. (2019), S. 1
[40] Vgl. Ciesinger u.a. (2018), S. 24

exploriert und weiterentwickelt. Neben den rein motorischen Fähigkeiten werden diese um intelligente, lernende Systeme erweitert. Neue Funktionen, wie das Erkennen von Sprache und Emotionen oder neuen Interaktionsmöglichkeiten gelten als Treiber für den zunehmenden Einsatz in der Praxis.

Der konkrete Nutzen der Pflegepatienten durch den Einsatz von intelligenten Pflegerobotern äußert sich insbesondere durch die erhöhte Autonomie und folglich gesteigerte Lebensqualität, welche ausgehend von der dauerhaften Verfügbarkeit der Roboter generiert wird. Darüberhinausgehende Nutzenversprechen werden erst bei der Abstinenz von Pflegekräften deutlich, da diese ein ähnliches Leistungsspektrum abbilden. Betrachtet man den alleinigen Einsatz der intelligenten Pfegeroboter, profitieren Pflegepatienten insbesondere hinsichtlich der Erfüllung von physiologischen Anforderungen, wie der Unterstützung der Essensaufnahme oder Mobilität und den medizinischen Hilfeleistungen, worunter Vitalwertanalysen und die automatische Arztkonsultation fallen. Im Rahmen der sozialen Anforderungen sind, wie oben angesprochen, große Innovationen der Interaktionsmöglichkeiten zu sehen. Langfristig stellen diese jedoch keinen Ersatz für menschliche Nähe und Zuneigung dar, sondern können als Ergänzung zur Bekämpfung einer grundsätzlichen Einsamkeit beitragen. Ähnlich verhält es sich bei der Erfüllung der wertschätzenden Anforderungen. Kleine Aufmerksamkeiten und ein freundlicher Umgang können zwar gewährleistet werden, der aufrichtige Respekt eines Menschen und der adäquate Umgang in Problemsituationen kann jedoch (noch) nicht substituiert werden.

Als Potenzial gilt allerdings, dass durch den kontinuierlichen Umgang mit den Pflegepatienten weitreichende Erkenntnisse hinsichtlich der Verbesserung von senioren- und behindertengerechten Einrichtungen und Bedingungen gesammelt werden können.

In naher Zukunft zu beantwortende Fragestellungen sollten sich mit der Haftungsfrage bei falscher Betreuung und dem korrekten Umgang mit den erfassten Daten befassen.

Abschließend lässt sich sagen, dass zum derzeitigen Standpunkt intelligente Pflegeroboter noch nicht die Zuverlässigkeit und die autarke Problemlösungsfähigkeit besitzen, um Pfleger zu ersetzen. Insbesondere die soziale Interaktion muss weiterhin durch den Menschen gewährleistet werden. Allerdings sollten Pflegeroboter als Unterstützung und Ergänzung für repetitive Aufgaben eingesetzt werden, wodurch Lerneffekte erzielt werden und Pfleger sich auf ihre Kernkompetenzen fokussieren können.

Anhang (1)

Funktionale Eigenschaften

Nicht-Funktionale Eigenschaften

Legende:
- 🟧 Kein/niedriger Einfluss (1)
- 🟨 Mittlerer Einfluss (3)
- 🟩 Hoher Einfluss (9)

Anmerkungen Nutzenerfüllung:
1. Zusätzliche intelligente Geräte/Ansprechpartner vorausgesetzt
2. Möglichkeit Austausch mit Arzt + Zugriff auf medizinische Daten vorausgesetzt
3. Möglichkeit Austausch mit Arzt vorausgesetzt
4. Qualität und Tiefe des Gesprächs nicht berücksichtigt → Annahme: triviales Gespräch
5. Qualität des Entertainments subjektiv
6. nur Erkennung von Grundemotionen

Spalten (Funktionale Eigenschaften):
- Motorische Fähigkeiten (Arme, Beine, Rollen, Finger, Gelenke etc.) → Transport-/Greif- und Stützfunktionen
- Ausstattung von diversen Sensoren (für Ortung, Analyse von Körper und Oberflächen, etc.)
- Analyse Vitalwerte
- Emotions-/Stimmungserkennung
- Spracherkennung + Sprachfunktion
- Tanz-/Singfunktionen + Gehirn Jogging
- Bereitstellung von Information (Dokumentation + Erinnerung/News)
- Interaktion/Kommunikation mit vernetzten Geräten und Ansprechpartnern (z.B. Ärzte, Lieferdienste etc.)
- Sichere Aufbewahrung von Produkten/Medikamenten

Spalten (Nicht-Funktionale Eigenschaften):
- ~100% Erreichbarkeit
- Gleichbleibende Qualität
- Kaum Latenzen
- Lernbarkeit/Einstellung auf neue Umgebungen (Portabilität)
- Sicherheit/Integrität

Legende (rechts): Niedrig: <24 (unteres Quartil) | Mittel: 24-32 | Hoch: >32 (oberes Quartil)

Anforderungsgruppe	Anforderung	Nutzenerfüllung	Anm.	Ø
Physiologisch-bezogene Anforderungen	Unterstützung bei Essens-/Trinkenaufnahme	40		33,7
	Zubereitung/Bereitstellung von Speisen/Getränken	32		
	Körperpflege	36		
	Einkauf von wichtigen Produkten/Lebensmitteln	30	Anm. 1.	
	Mobilitätsunterstützung	40		
	Einhaltung von Sauberkeit + Hygiene	24		
Sicherheits-bezogene Anforderungen	Achtung Intimsphäre	22		29,2
	Allgemeine Medizinische Versorgung	36	Anm. 2	
	Gefahrenvermeidendes Verhalten des Pflegers	30		
	Erinnerung/Hilfe bei Tablettenaufnahme	30		
	Unterstützung in Notfallsituationen	28	Anm. 3	
Sozial-bezogene Anforderungen	Unterhaltungen führen	28	Anm. 4	26
	Gemeinsame Aktivitäten (Entertainment)	32	Anm. 5	
	Informationsweitergabe (z.B. News)	34		
	Erkennung von Emotionen	20	Anm. 6	
	Empathie/Nähe zeigen	16		
Wertschätzungsbezogene Anforderungen	Respektvoller und freundlicher Umgang	20		22
	Komplimente und kleine Aufmerksamkeiten	24		
Selbstverwirklichungsbezogene Anforderungen	Tätigkeiten möglichst selbstständig ausführen (Bei notwendiger Unterstützung eingreifen)	20		24,7
	Tagesablauf selbstständig gestalten	24		
	Keine Belastung für Angehörige	30		

Literaturverzeichnis

Abou Allaban, Anas, Wang, Maozhen und Padır, Taşkın (2020), A Systematic Review of Robotics Research in Support of In-Home Care for Older Adults. In: Information (Switzerland) 11, 2020, 2, S. 75-98

Amann, Anton und Kolland, Franz (Hrsg., 2014), Das erzwungene Paradies des Alters?, 2. Auflage, Wiesbaden 2014

Arbeitsgruppe Gesundheit, Medizintechnik und Pflege (2019), Lernende Systeme im Gesundheitswesen. Grundlagen, Anwendungsszenarien und Gestaltungsoptionen, München 2019, https://edocs.tib.eu/files/e01fn19/1685935982.pdf, Zugriff am 12.06.2020

Bendel, Oliver (Hrsg., 2018), Pflegeroboter, Wiesbaden 2018

Bendel, Oliver (2020), Pflegeroboter. https://wirtschaftslexikon.gabler.de/definition/pflegeroboter-54138, Zugriff am 10.06.2020

Broadbent, Elizabeth, Kerse, Ngaire, Peri, Kathryn, Robinson, Hayley, Jayawardena, Chandimal, Kuo, Tony, Datta, Chandan, Stafford, Rebecca, Butler, Haley, Jawalkar, Pratyusha, Amor, Maddy, Robins, Ben und MacDonald, Bruce (2016), Benefits and problems of health-care robots in aged care settings: A comparison trial. In: Australasian journal on ageing 35, 2016, 1, S. 23–29.

Bundesregierung Deutschland (2018), Strategie Künstliche Intelligenz der Bundesregierung, https://www.bmbf.de/files/Nationale_KI-Strategie.pdf., Zugriff am 08.06.2020

Buxmann, Peter und Schmidt, Holger (Hrsg., 2019), Künstliche Intelligenz. Mit Algorithmen zum wirtschaftlichen Erfolg, Berlin 2019

Chowdhary, K.R (2020), Fundamentals of artificial intelligence. New Delhi 2020.

Ciesinger, Kurt-Georg, Schlüpmann, Jörg und Fuchs-Frohnhofen, Paul (2018), Neue Geschäftsmodelle in der Altenpflege als Rahmen für gesunde Arbeit. Eine Handlungshilfe. https://www.zeitschrift-praeview.de/data/handlungshilfe_pp40.pdf, Zugriff am 14.06.2020.

Ekert, Bärbel und Ekert, Christiane (2010), Psychologie für Pflegeberufe. Ein Lehr-, Lern- und Arbeitsbuch ; Altenpflege, Gesundheits- und Krankenpflege, Gesundheits- und Kinderkrankenpflege. 2. Auflage, Stuttgart 2010

Fraunhofer IPA (2020), Care-O-bot 4., https://www.care-o-bot.de/de/care-o-bot-4.html, Zugriff am 10.06.2020.

Gadeib, Andera (2017), Wie gut gefällt Ihnen der vernetzte Pflegeroboter alles in allem? https://de.statista.com/statistik/daten/studie/893656/umfrage/beurteilung-von-vernetzten-pflegerobotern-in-deutschland/., Zugriff am: 06.06.2020

Garbuio, Massimo und Lin, Nidthida (2019), Artificial Intelligence as a Growth Engine for Health Care Startups: Emerging Business Models. In: California Management Review 61, 2019, 2, S. 59–83

Gartner (Hrsg., 2018), 2018 Hype Cycles, Riding the Innovation Wave o.O. 2018

Goher, K. M., Mansouri, N. und Fadlallah, S. O. (2017), Assessment of personal care and medical robots from older adults' perspective. In: Robotics and biomimetics 4, 2017, 1

Handelsblatt, MarketsandMarkets, Tufts Center for the Study of Drug Development, Bayer und McKinsey (2019), Umsatz durch künstliche Intelligenz im Gesundheitswesen weltweit in den Jahren 2018 und 2025. In: Handelsblatt (23), https://de.statista.com/statistik/daten/studie/971348/umfrage/umsatz-durch-kuenstliche-intelligenz-im-gesundheitswesen/., Zugriff am 10.06.2020

Hecker, Dirk, Döbel, Inga, Petersen, Ulrike, Rauschert, André, Schmitz, Velina und Voss, Angelika (2017), Zukunftsmarkt Künstliche Intelligenz. Potenziale und Anwendungen., https://www.iuk.fraunhofer.de/content/dam/iuk/de/documents/KI-Studie_Ansicht_201712.pdf., Zugriff am 05.06.2020

Hemminghaus, Jacqueline und Kopp, Stefan (2017), Towards Adaptive Social Behavior Generating for Assistive Robots Using Reinforcement Learning. In: HRI (Hrsg. 2017)

Herzwurm, Georg, Schockert, Sixten und Tauterat, Tobias (2016), Quality Function Deployment in software development -State-of-the-art-. Stuttgart und Aachen 2016

HRI (Hrsg., 2017), HRI'17. Proceedings of the ACM/IEEE International Conference on Human-Robot Interaction : March 6-9, 2017, Vienna, Austria. ACM/IEEE International Conference on Human-Robot Interaction; Annual ACM/IEEE International Conference on Human Robot Interaction HRI, Piscataway (NJ) 2017

ISO (Hrsg., 2015), Application of statistical and related methods to new technology and product development process — Part 1: General principles and perspectives of Quality Function Deployment (QFD). o.O.2015

Janowski, Kathrin, Ritschel, Hannes, Lugrin, Birgit und André, Elisabeth (2018), Sozial interagierende Roboter in der Pflege. In: Oliver Bendel (Hrsg. 2018), S. 63-88

Jeřábek, Hynek (2014), Bedürfnisse der Senioren und familiäre Altenpflege – Beispiel des sozialen Zusammenhalts. In: Anton Amann und Franz Kolland (Hrsg. 2014, S. 149–173.

Kantar (2019a), Angenommen, Sie brauchen zu Hause gesundheitsbedingt Hilfe: Würden Sie sich durch einen Roboter unterstützen und versorgen lassen?, https://de.statista.com/statistik/daten/studie/1065303/umfrage/umfrage-zur-bereitschaft-sich-durch-einen-roboter-pflegen-zu-lassen/#professional, Zugriff am 10.06.2020

Kantar (2019b), Welche Chancen und Risiken sehen Sie darin, wenn Roboter Teile der medizinischen Versorgung zu Hause übernehmen würden?, https://de.statista.com/statistik/daten/studie/1065313/umfrage/chancen-und-risiken-durch-roboter-in-der-haeuslichen-versorgung/,, Zugriff am 14.06.2020.

Kreutzer, Ralf T. und Sirrenberg, Marie (2019), Künstliche Intelligenz verstehen. Grundlagen – Use-Cases – unternehmenseigene KI-Journey., Wiesbaden 2019

Lee, Jaehun, Suh, Taewon, Roy, Daniel und Baucus, Melissa (2019), Emerging Technology and Business Model Innovation: The Case of Artificial Intelligence. In: JOltmC 5, 2019, 3, S. 1–13

LINK Institut (2018), Halten Sie den Einsatz von Betreuungs-Robotern in Altersheimen und Spitälern für gut? https://de.statista.com/statistik/daten/studie/955050/umfrage/umfrage-zum-einsatz-von-betreuungs-robotern-in-altersheimen-und-spitaelern-in-der-schweiz/, Zugriff am 14.06.2020.

Mainzer, Klaus (2019), Künstliche Intelligenz - Wann übernehmen die Maschinen? 2. Auflage 2019. Berlin und Heidelberg 2019

Nordlinger, Bernard, Villani, Cédric und Rus, Daniela (Hrsg. 2020), Healthcare and Artificial Intelligence, o.O. 2020

Panetta, Kasey (2018), 5 Trends emerge in the Gartner Hype Cycle for Emerging Technologies, 2018. Widespread artificial intelligence, biohacking, new platforms and immersive experiences dominate this year's Gartner Hype Cycle. In: Gartner (Hrsg.) https://www.gartner.com/smarterwithgartner/5-trends-emerge-in-gartner-hype-cycle-for-emerging-technologies-2018/., Zugriff am 06.06.2020

Petrovic, Otto und Kittl, Christian (2003), Capturing the value proposition of a product or service., http://www.hec.unil.ch/aosterwa/Documents/workshop/Petrovic_Kittl.pdf., Zugriff am 07.06.2020

Promedica Plus (2020), Weiterreichende Bedürfnisse bei Pflegebedürftigen., https://www.promedicaplus.de/informationen/pflegelexikon/weiterreichende-beduerfnisse-bei-pflegebeduerftigen/, Zugriff am 08.06.2020.

QFD Institut Deutschland e.V. (2019), Flexible und ausgewogene Produktentwicklung auf der Grundlage von ISO 16355 –Tutorial für Interessierte und ‚Einsteiger'. Aachen 2019

Reimer, Helmut und Wegener, Christoph (2018), Künstliche Intelligenz: Vorsicht Hype! In: Datenschutz und Datensicherheit 10, S. 599–600, https://link.springer.com/content/pdf/10.1007/s11623-018-1007-0.pdf., Zugriff am 10.06.2020

Russell, Stuart J. und Norvig, Peter (2016), Artificial intelligence. A modern approach, Global Edition. 3. Auflage, o.O. 2016

Schallmo, Daniel R. A. (Hrsg., 2014), Kompendium Geschäftsmodell-innovation. Grundlagen, aktuelle Ansätze und Fallbeispiele zur erfolgreichen geschäftsmodell-Innovation., Wiesbaden 2014

Scheer, August-Wilhelm (2020):‚Künstliche Intelligenz (KI) im Spannungsfeld zwischen enttäuschten Erwartungen und begründeten Hoffnungen. In: Wirtschaftsinformatik & Management 2, 2020, , S. 68–69 https://link.springer.com/content/pdf/10.1365/s35764-020-00237-3.pdf., Zugriff am: 15.06.2020

SoftBank Robotics (2020), Pepper, https://www.softbankrobotics.com/emea/en/pepper, zuletzt geprüft am 10.06.2020.

Stähler, Patrick (2014), Geschäftsmodellinnovationen oder sein Geschäft radikal neudenken. In: Daniel R. A. Schallmo (Hrsg., 2014), S. 109–136.

TNS Infratest (2016), Welche Pflege- oder Betreuungsleistungen erbringen Sie? https://de.statista.com/statistik/daten/studie/608040/umfrage/umfrage-zu-den-erbrachten-pflegeleistungen-fuer-eine-privat-gepflegte-person/., Zugriff am 05.06.2020

Vaske, Heinrich (2019), Gartner sieht enormen wirtschaftlichen Hebel im KI-Einsatz. Entwicklung erst am Anfang. In: Computerwoche, https://www.computerwoche.de/a/gartner-sieht-enormen-wirtschaftlichen-hebel-im-ki-einsatz,3547002., Zugriff am 10.06.2020

Villani, Cédric und Rondepierre, Bertrand (2020), Artificial Intelligence and Tomorrow's Health. In: Bernard Nordlinger, Cédric Villani und Daniela Rus (Hrsg., 2020), S. 1–8

Zerres, Christopher und Zerres, Michael P. (2006), Handbuch Marketing-Controlling., 3. Auflage, Berlin 2006

Quellen der Abbildungen:

Abb. 1: Pepper: https://www.softbankrobotics.com/emea/en/pepper, Zugriff am: 16.06.2020

Abb. 2: Care-O-Bot: https://www.care-o-bot.de/de/care-o-bot-3/download/images.html, Zugriff am: 16.06.2020

Abb. 3: Einschätzung Pflegeleistung durch Roboter nach Alter, URL siehe Literaturverzeichnis: https://de.statista.com/statistik/daten/studie/955050/umfrage/umfrage-zum-einsatz-von-betreuungs-robotern-in-altersheimen-und-spitaelern-in-der-schweiz/, Zugriff am 22.06.2020

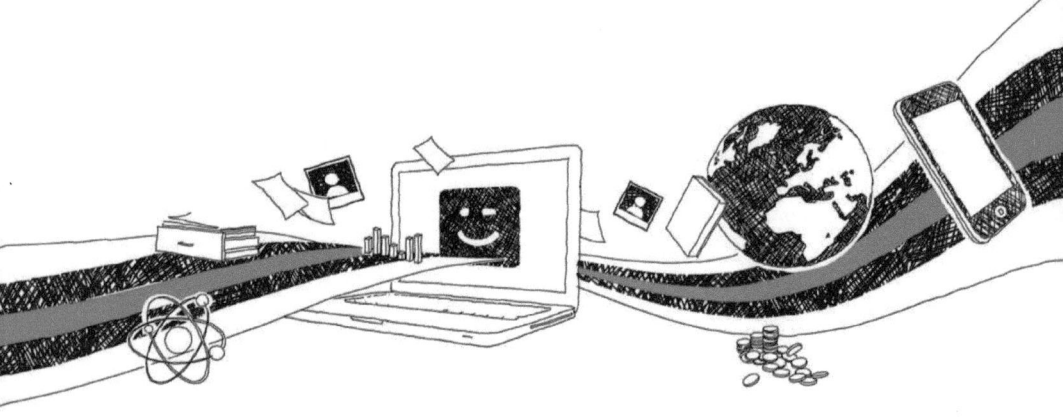
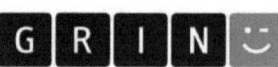